MAISON DE SANTÉ

DE

Château=Picon

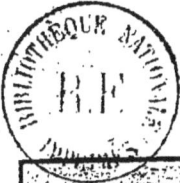

Affections Mentales

BORDEAUX

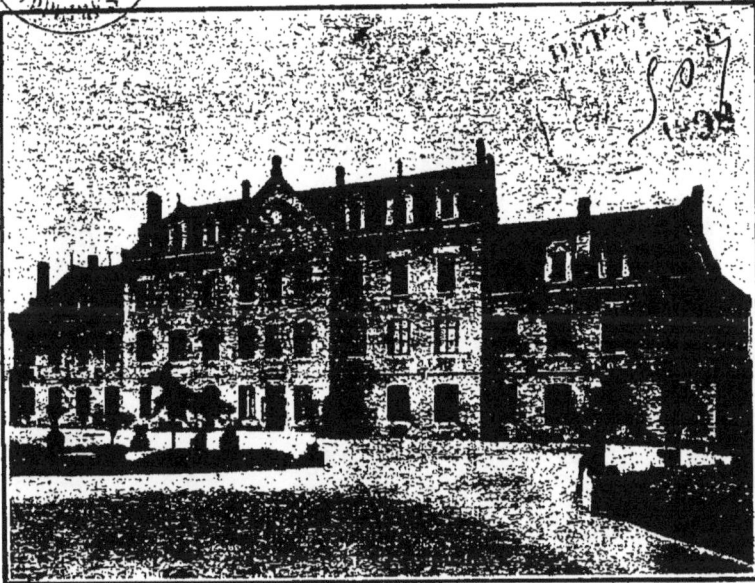

VUE GÉNÉRALE DE L'ADMINISTRATION

BORDEAUX

TERPEREAU, PHOTOGRAPHE-ÉDITEUR

—

1898

MAISON DE SANTÉ

DE

CHATEAU-PICON

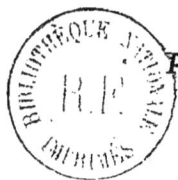

Affections Mentales

L'ancien Pensionnat du cours Saint-Jean destiné à recevoir les personnes atteintes d'affections mentales a été, en 1890, transféré sur le domaine de Château-Picon, situé dans la banlieue de Bordeaux, chemin de la Béchade, à environ 400 mètres des boulevards extérieurs (boulevards du Tondu et de Talence) et du point terminus de la ligne de tramway, place Richelieu-barrière de Pessac.

Cette Maison de Santé, avec ses dépendances, occupe une superficie de 22 hectares. Elle possède des eaux vives et est traversée par un ruisseau, le Peugue.

Une vaste construction spéciale (le château), entourée d'un parc, est destinée à recevoir les malades placées volontairement par les familles. Dans ce corps d'habitation, le promenoir, le jardin d'hiver, les salles de réunion, les réfectoires, les salles à manger, les chambres, les appartements particuliers, les dortoirs, sont installés avec tout le confort désirable.

Le régime alimentaire, établi chaque matin par l'Économe,

est visé par le Directeur et le Médecin en chef; il comporte un menu journalier varié que l'on modifie suivant la saison.

L'établissement, dépendant du ministère de l'intérieur, est sous le contrôle du Préfet de la Gironde et sous la surveillance d'une Commission. L'administration en est confiée à un Directeur désigné par le Ministre de l'Intérieur. Un Médecin en chef, secondé par trois internes nommés au concours, assure le service médical.

Des Religieuses de l'ordre de Nevers, assistées d'un nombreux personnel d'infirmières, sont préposées à la surveillance intérieure et à l'exécution des prescriptions formulées par le Médecin.

Un Aumônier est attaché à l'Établissement. Les pensionnaires appartenant aux cultes non catholiques reçoivent la visite et les soins spirituels des ministres de leur religion.

DIVERSES CLASSES DE PENSION

Classe supérieure.................F.	11 »	par jour.
1re classe........................	5 »	—
2e —	3 50	—
3e —	2 50	—

Pavillon particulier.................. 6,000 fr. par an.

(Ce pavillon comprend : chambres, cabinets de toilette, salle à manger, salons. Une sœur et une bonne sont spécialement à la disposition de la malade.)

En dehors des conditions indiquées déjà, les familles peuvent améliorer la position des malades par des conventions particulières avec l'Administration.

La pension se paie par trimestre et d'avance, soit par lettre chargée ou mandat-poste, soit entre les mains du Receveur.

Tout mois commencé est dû. En cas de sortie ou de décès,

l'Administration remboursera aux familles les sommes perçues d'avance, déduction faite du mois en cours.

Lorsqu'une pensionnaire exige une surveillance spéciale ou bien si la famille en témoigne le désir, une infirmière est attachée à la malade moyennant un supplément de 1 fr. 65 par jour.

NOMENCLATURE DU TROUSSEAU A FOURNIR

OBJETS A FOURNIR	1re classe.	2e classe.	3e classe.
Draps de lit................	8	8	6
Taies d'oreillers.............	6	6	4
Serviettes de table...........	18	12	8
Serviettes de toilette.........	24	18	12
Chemises....................	24	18	12
Mouchoirs de poche..........	24	18	12
Mouchoirs de cou............	6	6	4
Camisoles	12	12	6
Jupons......................	6	6	4
Robes.......................	6	5	4
Corsets.....................	2	2	2
Bonnets de nuit..............	12	9	6
Bonnets de jour, chapeaux ou foulards...................	6	4	3
Paires de bas................	24	18	12
Pantalons	8	8	6
Cols........................	12	10	8
Gilets de laine..............	2	2	2
Gilets de coton.............	2	2	2
Tabliers de couleurs..	»	»	6
Châles ou manteaux..........	3	3	2
Paires de sabots.............	»	»	2
Paires de chaussures.........	3	3	2
Peignes	2	2	2
Brosses.....................	2	2	2
Éponges....................	2	2	2
Couvert en argent ou bon ruolz.	1	1	1
Timbale en argent ou bon ruolz	1	1	1

N.-B. — Les familles des malades gâteuses seront tenues de fournir 4 draps de lit en sus du trousseau indiqué ci-dessus.

Le trousseau doit être tenu au complet par les familles et à leurs frais. Quinze jours après la demande adressée aux parents, si le trousseau de la malade n'était pas complété, l'Administration achèterait les objets faisant défaut. Le prix en sera recouvré en même temps que le montant de la pension.

A la suite de sortie ou de décès, tous les objets composant le trousseau qui n'auraient pas été réclamés dans les six mois seront acquis à l'établissement.

Après avis préalable, le remplacement des objets détruits ou détériorés sera porté au compte des familles, à moins que celles-ci ne préfèrent les fournir elles-mêmes.

FORMALITÉS D'ADMISSION

Les pièces à produire sont :

1° Une demande adressée au Directeur et contenant les nom, prénoms, âge, profession et domicile de la personne réclamant l'admission. Les mêmes renseignements doivent être fournis sur la malade que l'on veut hospitaliser ; en plus, il faut indiquer les degrés de parenté ; à défaut, la nature des relations existant entre elles.

La demande sera écrite et signée par la personne qui la fera. Si elle ne sait pas écrire, elle sera reçue par le Maire ou le Commissaire de Police, qui en donneront acte.

Si elle est dressée par le tuteur d'une personne interdite, on devra produire à l'appui un extrait du jugement d'interdiction.

2° Un certificat du Médecin constatant l'état mental de la malade et n'ayant pas plus de quinze jours de date.

Ce certificat ne peut être délivré par le Médecin de l'Établissement ni par un Médecin parent ou allié au second degré inclusivement de la malade ou de la personne qui fera effectuer le placement.

3° Un extrait de l'acte de naissance.

4° Un engagement de payer la pension et de pourvoir à l'entretien du trousseau.

La demande d'admission, le certificat médical, l'engagement de payer la pension devront être écrits sur papier timbré de 6o centimes.

VISITES

Les visites pourront avoir lieu au Pensionnat, si l'état de la malade le permet, tous les jours, de 2 h. 1/2 à 4 h. 1/2.

CORRESPONDANCE

Un bulletin de santé est transmis chaque fois qu'il est demandé ou à des époques déterminées d'avance avec les familles.

MODÈLES DES PIÈCES D'ADMISSION

DEMANDE D'ADMISSION

A adresser à M. le Directeur

Je, soussigné, ... *profession* ....*, âgé de* ...., *ans, demeurant* à ...., *canton de*...*, arrondissement de*.., *département de*..

ai l'honneur, en qualité de .... , de vous prier de recevoir
à titre de pensionnaire Mme ou Mlle ....

mariée à ou veuve de..

née à .... , le ....

âgée de... ans, profession de ....

demeurant à .... , département de ....

née à .... , département de ....

fille de .... et de ....

qui est atteinte d'aliénation mentale, ainsi que le constate le certificat joint à la
présente demande et délivré le .... par M. le Docteur
en médecine..................................

En fait de quoi j'ai signé la présente demande, écrite de ma main, conformé-
ment à l'article 8 de la loi du 30 juin 1838.

Fait à .... , le 189

ENGAGEMENT DE PAYER LA PENSION

Je, soussigné,.. , profession
de .... , demeurant à ....

canton de .... , arrondissement de ....

département de ...., m'oblige à payer ou à faire
payer, par trimestre et d'avance, à la caisse du Receveur, le prix de la pension
de .... , à raison
de .... par jour, pour subvenir aux frais de
la pension de M..

ma .... et ce, tout le temps qu'elle séjournera
dans l'Établissement.

Je m'engage, en outre, à fournir et à entretenir le trousseau porté sur le pros-
pectus.

Fait à .... , le 189

Les deux pièces qui précèdent, la demande d'admission et
l'engagement de payer la pension se remplissent générale-
ment à l'Établissement.

CERTIFICAT MÉDICAL

Je, soussigné, docteur-médecin à .... *, département*
de .... *, certifie que la nommée (nom, prénoms, âge,*
profession, état civil de la malade), demeurant à ....
est atteinte de (indiquer les particularités et les causes de l'aliénation mentale) et
qu'il est nécessaire (dans l'intérêt de l'ordre public et de la sécurité des per-
sonnes ou de sa sécurité personnelle) de la renfermer dans un établissement
d'aliénés pour y être traitée.
   En foi de quoi.
   Fait à .... *, le* ....

(Signature.)

Ce certificat doit toujours être légalisé par le Maire ou son délégué, si le Médecin n'habite pas Bordeaux.

———————

L'Administration de Picon, préoccupée de l'état d'abandon dans lequel sont laissées les jeunes fillettes dont l'intelligence est demeurée à l'état rudimentaire, et s'inspirant de l'exemple ainsi que des conseils du Dr Bourneville, qui obtient à Bicêtre et à Vitry de si remarquables résultats, a installé un quartier destiné aux arriérées perfectibles. Dans cette section, les enfants sont l'objet de soins tout particuliers qui permettront de rendre à leur famille, au bout de quelques années, certaines d'entre elles, appelées à reprendre leur place dans le milieu social dont leur infériorité mentale semblait les avoir exclues.

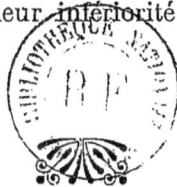

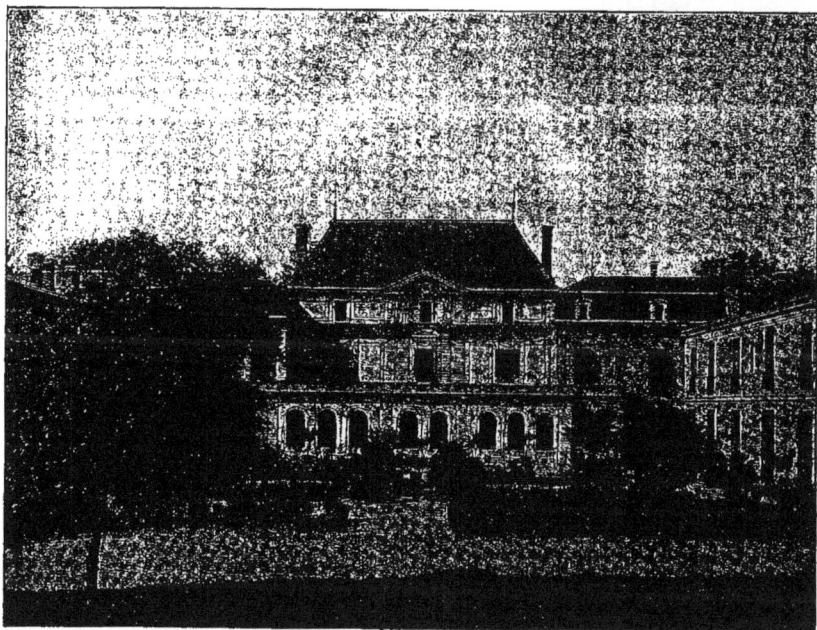

FAÇADE DU PENSIONNAT

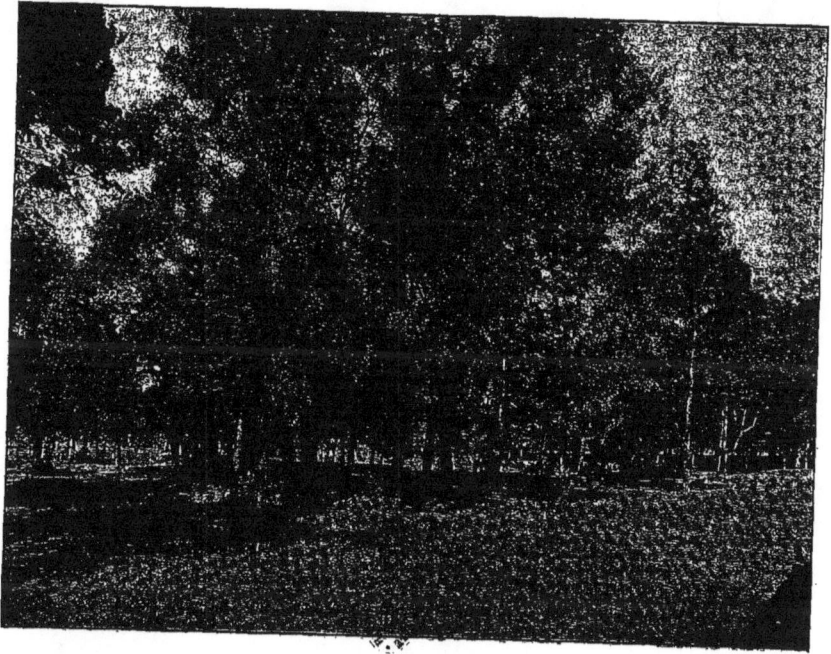

VUE DU PARC

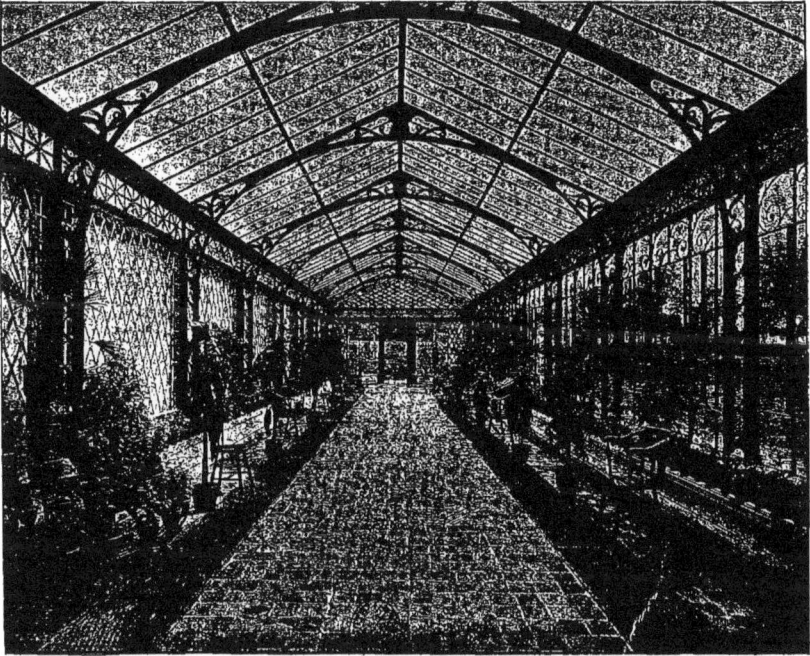

JARDIN D'HIVER

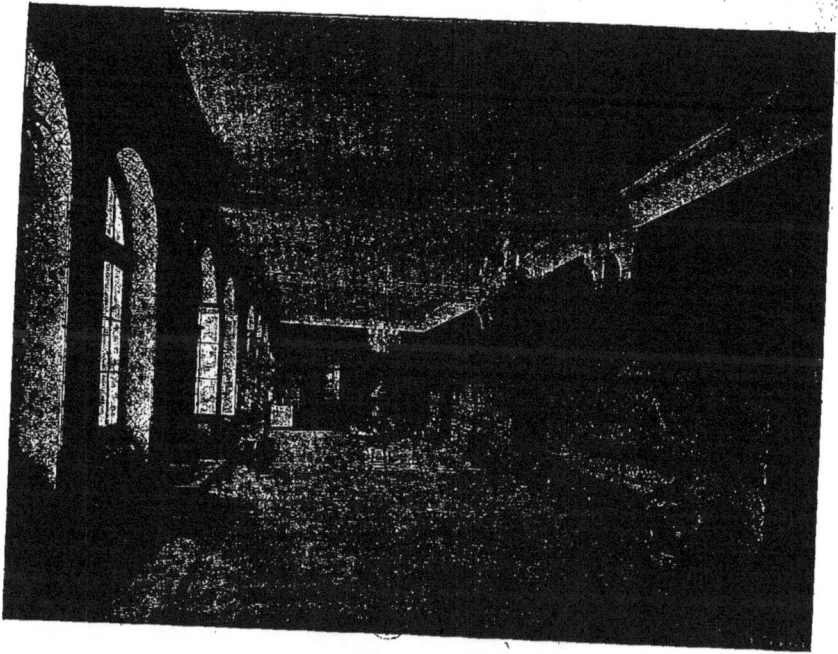

PROMENOIR

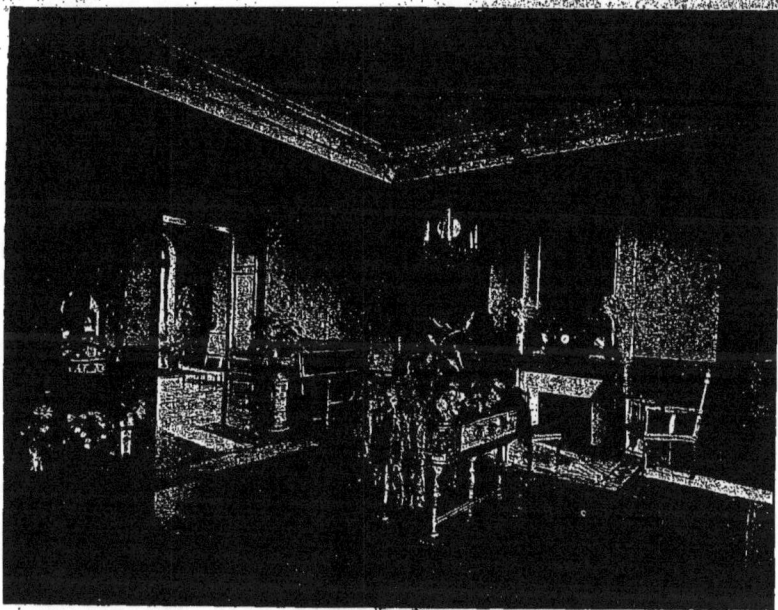

UN SALON

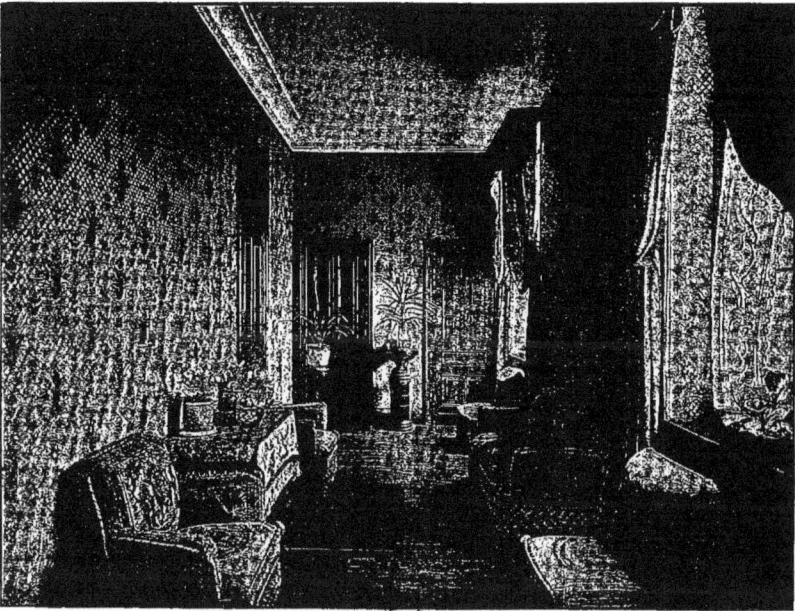

UN BOUDOIR

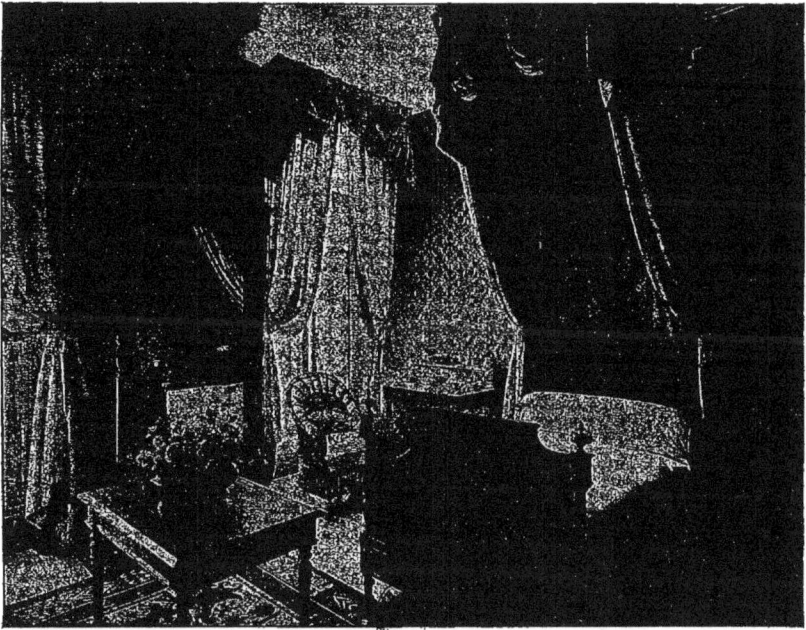

UNE CHAMBRE

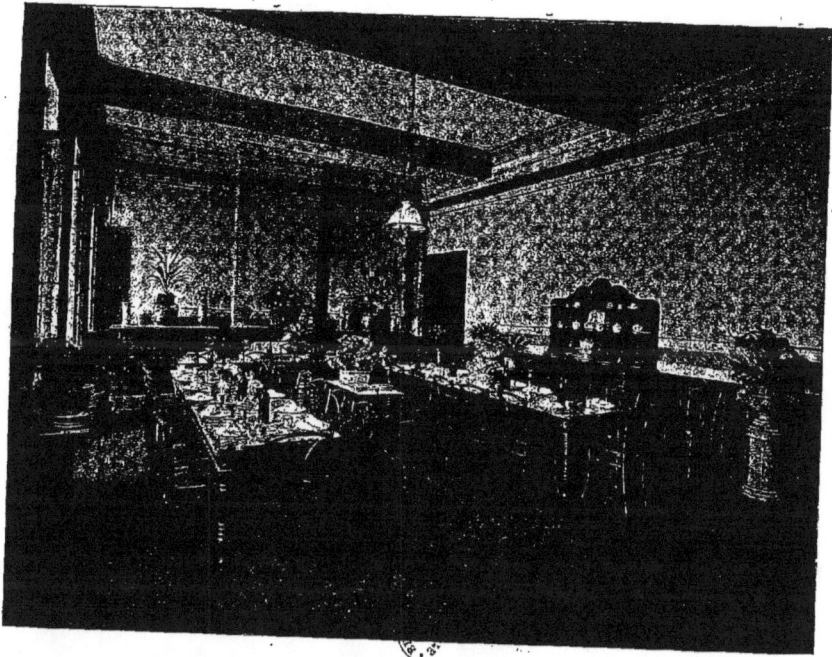

SALLE A MANGER

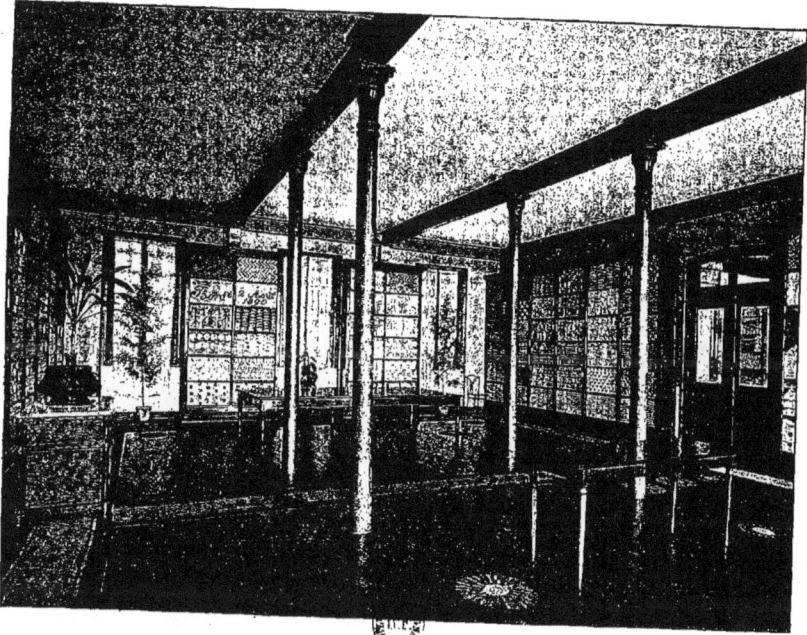

LINGERIE

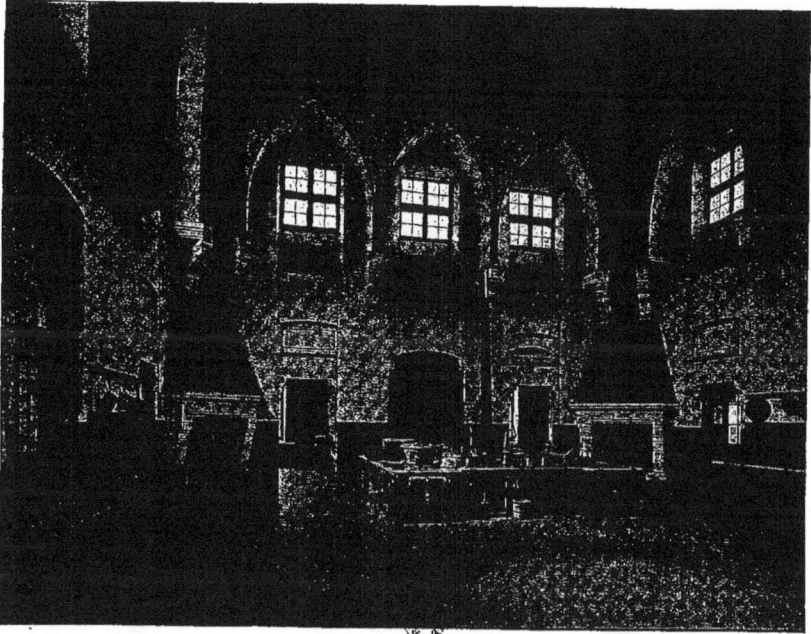

CUISINE

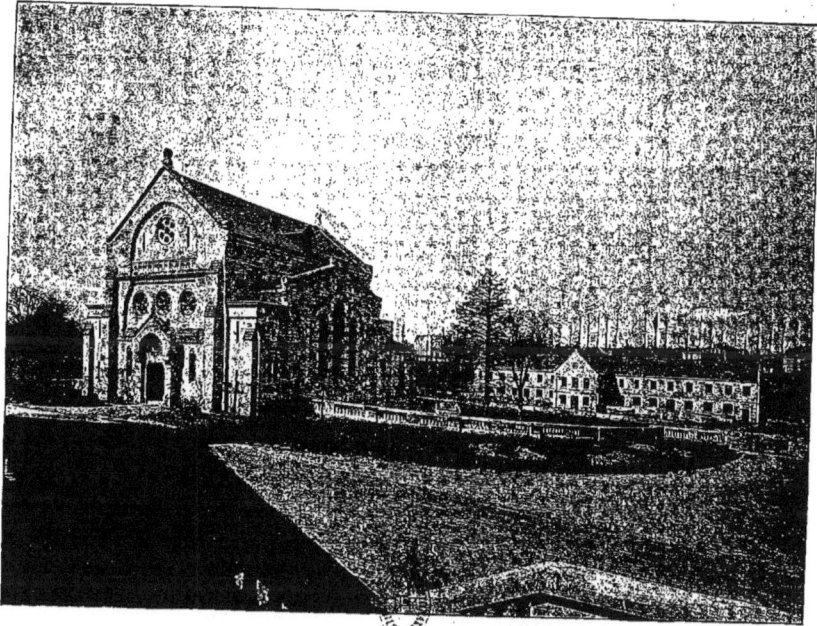

CHAPELLE   BUANDERIE

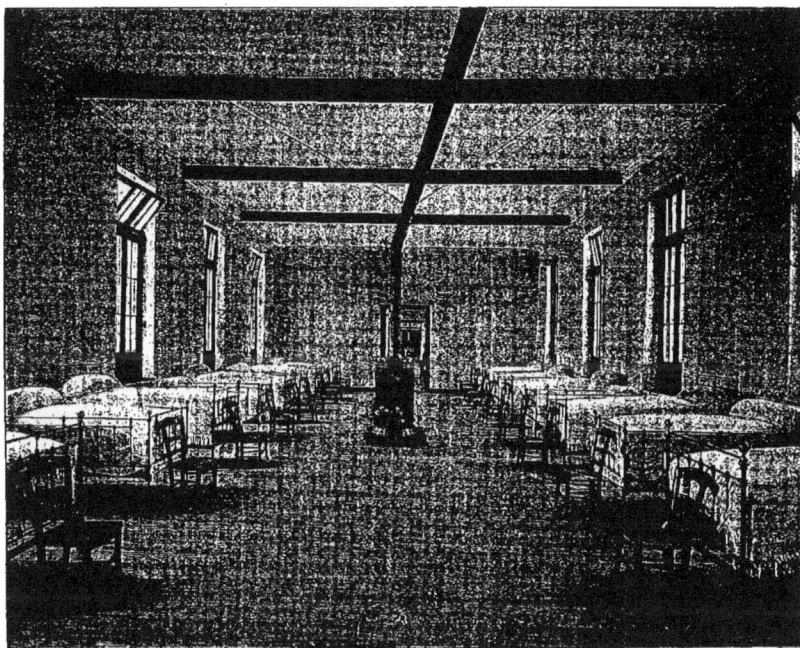

ENFANTS ARRIÉRÉES

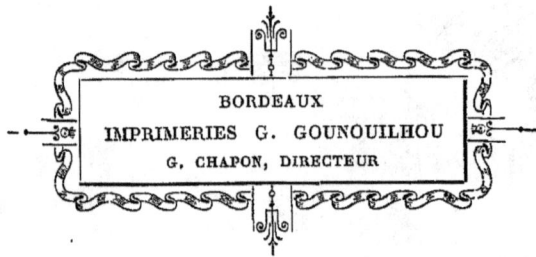

BORDEAUX

IMPRIMERIES G. GOUNOUILHOU

G. CHAPON, DIRECTEUR

Plan d'un Pavillon Hors Classe

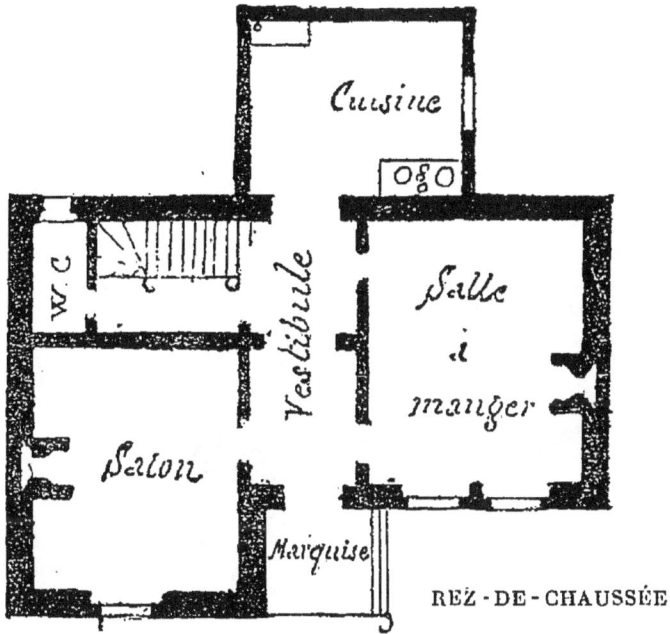

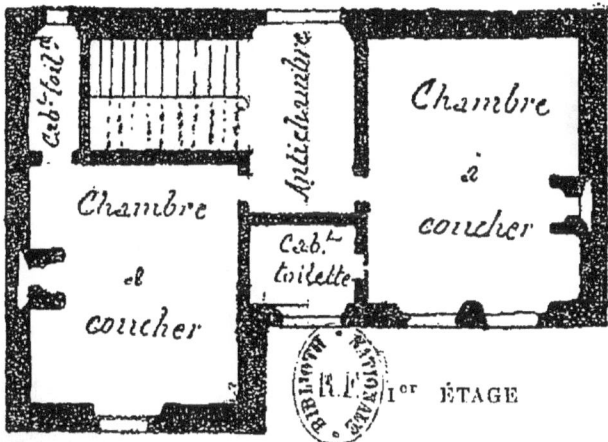

Cuisine

Vestibule

W.C

Salle à manger

Salon

Marquise

REZ - DE - CHAUSSÉE

Cab.t toil.te

Antichambre

Chambre à coucher

Chambre et coucher

Cab.t toilette

1er ÉTAGE

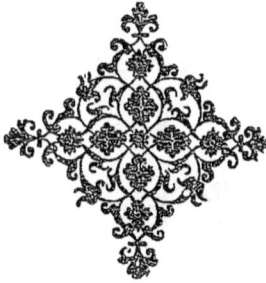